新型
冠状病毒感染的肺炎
防控知识问答

湖南省疾病预防控制中心 编

主　　编	李俊华	高立冬		
副 主 编	黄跃龙	李合锋		
编　　委	罗垲炜	张恒娇	胡世雄	张斯钰	戴志辉
	孙倩莱	赵善露	杨　浩	曾　舸	刘子言
	陈贵秋	尹　进	肖洁华	邓志红	陈　曦
	刘富强	戴俊斌		

湖南科学技术出版社

图书在版编目（CIP）数据

　　新型冠状病毒感染的肺炎防控知识问答 ／ 湖南省疾病预防控制中心编 ；李俊华，高立冬主编. -- 长沙 :湖南科学技术出版社，（2022.9 重印）
　　ISBN 978-7-5357-9904-3

　　Ⅰ．①新… Ⅱ．①湖… ②李… ③高… Ⅲ．①日冕形病毒－病毒病－肺炎－预防（卫生）－问题解答 Ⅳ.①R563.101-44

　　中国版本图书馆 CIP 数据核字(2020)第 020713 号

XINXING GUANZHUANG BINGDU GANRAN DE FEIYAN FANGKONG ZHISHI WENDA
新型冠状病毒感染的肺炎防控知识问答

编　　者：湖南省疾病预防控制中心

主　　编：李俊华　高立冬

出 版 人：潘晓山

责任编辑：邹海心

文字编辑：唐艳辉

出版发行：湖南科学技术出版社

社　　址：长沙市湘雅路 276 号

　　　　　http://www.hnstp.com

邮购联系：0731-84375882

印　　刷：长沙超峰印刷有限公司

　　　　　（印装质量问题请直接与本厂联系）

厂　　址：宁乡市金洲新区泉州北路100号

邮　　编：410600

版　　次：2020 年 2 月第 1 版

印　　次：2022 年 9 月第 1 版第 10 次印刷

开　　本：710mm×1000mm　1/16

印　　张：7.5

字　　数：80000

书　　号：ISBN 978-7-5357-9904-3

定　　价：25.00 元

前 言

2019 年 12 月，湖北省武汉市发生新型冠状病毒感染的肺炎疫情，截至 2020 年 1 月 31 日 24 时，31 个省（自治区、直辖市）和新疆生产建设兵团累计报告确诊病例 11791 例，累计收到港澳台地区通报确诊病例 30 例，另有 23 个国家通报确诊病例。疫情发生以来，党中央、国务院高度重视。中共中央总书记、国家主席、中央军委主席习近平作出重要指示，要求各级党委和政府及有关部门要把人民群众生命安全和身体健康放在第一位，制定周密方案，组织各方力量开展防控，采取切实有效措施，坚决遏制疫情蔓延势头；要全力救治患者，尽快查明病毒感染和传播原因，加强病例监测，规范处置流程；要及时发布疫情信息，深化国际合作；要加强舆论引导，加强有关政策措施宣传解读工作，坚决维护社会大局稳定。（引自新华社 2020 年 1 月 20 日电《习近平对新型冠状病毒感染的肺炎疫情作出重要指示》）

为此，湖南省疾病预防控制中心、湖南科学技术出版社本着服务大局、服务社会、服务群众的宗旨，以高度的使命感和责任感，从科学、易懂、实用的角度，组织专家和出版社相关人员加班加点，昼夜奋战，迅速推出《新型冠状病毒感染的肺炎防控知识问答》科普图书。

全书聚焦广大人民群众关注的焦点，采用问答的形式，从疾病基础知识、个人预防知识、公共预防知识、场所控制知识、发现治疗知识、消毒处理知识六个部分，引领公众正确认识新型冠状病毒及其感染所致的临床表现、传播途径、易感人群，并采取规范有效的防护措施。同时，对一些高风险场所如何开展防控给出了专业、可操作性强的指导，旨在拨开笼罩在公众头上的疑云，扫清因不明真相而产生的不必要的恐慌和误解，从而科学认识疾病、积极防范疾病。

本书内容规范，图文并茂，深入浅出，力求为广大人民群众和有关单位提供及时、权威的防控指导，为保护人民群众身体健康、维护社会和谐稳定作出应有的贡献。

随着专家对新型冠状病毒及其导致的疾病的认识不断深化，可能出现本书中未能涵盖的内容，敬请海涵。

编　　者
2020 年 2 月 1 日

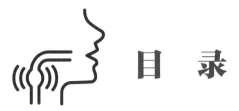

目 录

第 1 章 基础知识篇

第**2**章 个人预防篇

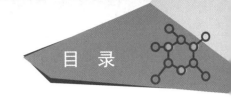

第**3**章 公共预防篇

第 **4** 章　场 所 控 制 篇

一、人员密集场所体温检测

十二、社区发热病人集中留观场所

第 **5** 章　发现治疗篇

第6章　消毒处理篇

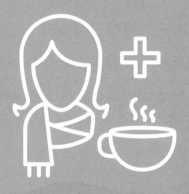

第 **1** 章

基 础 知 识 篇

1. 什么是呼吸道病毒？

呼吸道病毒是指以呼吸道为侵入门户，在呼吸道黏膜上皮细胞中增殖，引起呼吸道局部感染或呼吸道以外组织器官病变的病毒。常见的呼吸道病毒有流行性感冒病毒、麻疹病毒、鼻病毒、冠状病毒等。

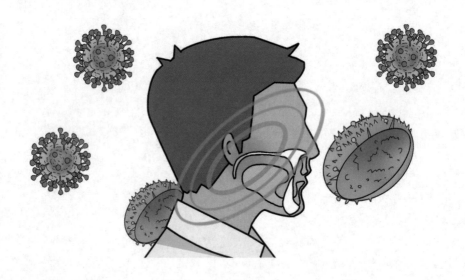

 ## 2. 什么是冠状病毒？

冠状病毒是自然界广泛存在的一类病毒，因该病毒形态在电镜下观察类似王冠而得名。截至 2020 年 1 月底，发现冠状

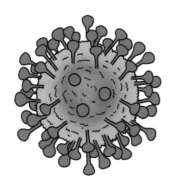

病毒仅感染脊椎动物，可引起人和动物呼吸道、消化道、神经系统疾病。

3. 感染人的冠状病毒有哪些？

已知感染人的冠状病毒有 6 种，包括 HCoV-229E、HCoV-OC43、MERS-CoV、SARS-CoV、HCoV-HKU1 和 HCoV-NL63，其中致病力比较高的是我们熟知的 SARS-CoV 感染引起的严重急性呼吸综合征（SARS）和 MERS-CoV 感染引起的中东呼吸综合征（MERS）。

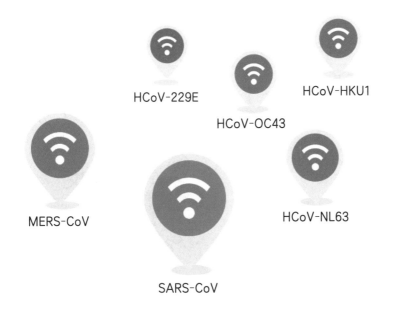

4. 已知感染人的冠状病毒致病力如何?

既往常见的可感染人类的冠状病毒（如 229E、NL63、OC43 和 HKU1 型）通常会引起轻度或者中度的上呼吸道疾病，如感冒，症状较轻，主要包括流鼻涕、头痛、咳嗽、咽喉痛、发热等。

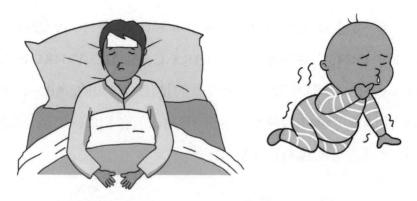

MERS-CoV 和 SARS-CoV 常引起严重症状。MERS 症状通常包括发热、咳嗽和呼吸急促，严重者发展为肺炎，病死率约为 34.4%。SARS 症状通常为发热、畏寒和身体疼痛，严重者发展为肺炎，病死率约为 9.6%。

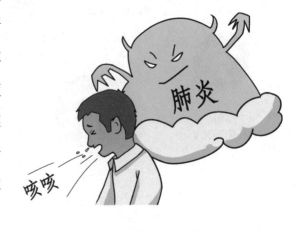

5.什么是新型冠状病毒？

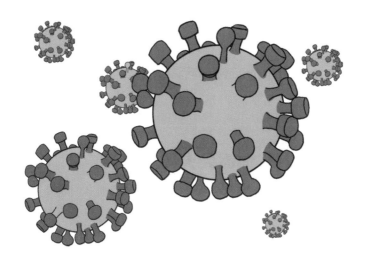

　　新型冠状病毒是武汉病毒性肺炎疫情中发现的新病毒，经过专家组检测病原，病原体判定为新型冠状病毒，2020 年 1 月 12 日被世界卫生组织命名为"2019-nCoV"。新型冠状病毒属于 β 属的新型冠状病毒，有包膜，颗粒呈圆形或椭圆形，常为多形性，直径 60~140 nm。其基因特征与 SARSr-CoV 和 MERSr-CoV 有明显区别。截至 2020 年 1 月底，研究显示与蝙蝠 SARS 样冠状病毒（bat-SL-CoVZC45）同源性达 85% 以上。体外分离培养时，2019-nCoV 96 小时左右即可在人呼吸道上皮细胞内发现，而在 Vero E6 和 Huh-7 细胞系中分离培养约需 6 天。

6. 新型冠状病毒抵抗力如何?

新型冠状病毒对紫外线和热敏感，56℃ 30 分钟、乙醚、75% 酒精、含氯消毒剂、过氧乙酸和氯仿等脂溶剂均可有效灭活病毒，氯己定不能有效灭活病毒。

7. 新型冠状病毒会人传人吗?

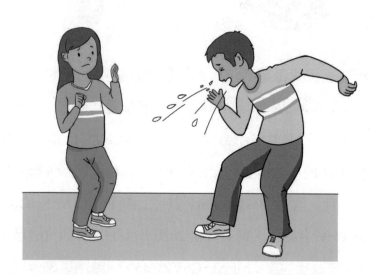

截至 2020 年 1 月底，大部分新型冠状病毒感染的肺炎病例都跟武汉有关系，从一些聚集性病例的发病关联序列和医务人员感染的情况判断，新型冠状病毒具有有效的人传人。

8. 新型冠状病毒通过什么方式传播?

经呼吸道飞沫和密切接触传播是主要的传播途径。在相对封闭的环境中长时间暴露于高浓度气溶胶情况下存在经气溶胶传播的可能。其他传播途径尚待明确。

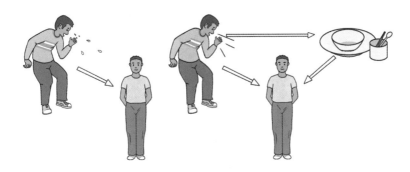

9. 新型冠状病毒的潜伏期有多长?

潜伏期是指病原体侵入人体至最早出现临床症状的这段时间。

基于截至 2020 年 1 月底的流行病学调查,新型冠状病毒的潜伏期一般为 3~7 天,最长不超过 14 天。

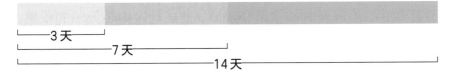

3 天
7 天
14 天

10. 哪些人容易感染新型冠状病毒?

人群普遍易感。老年人及有基础疾病者感染后病情较重,儿童及婴幼儿也有发病。

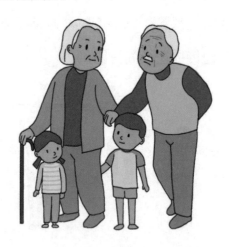

11. 新型冠状病毒的传播特点有哪些?

截至 2020 年 1 月底,我国新型冠状病毒感染的肺炎疫情呈现武汉局部暴发、全国多点散发的特点,新型冠状病毒传染性有增强趋势。新型冠状病毒主要通过呼吸道传播,"行走的传染源"大大增加了防控难度,疾病病程早期症状较轻且存在轻症病例,难以及时被诊断和隔离,造成社区中传染源的积累,造成社区内传播。不排除一段时期病毒发生变化的可能,可能会有一些新的情况出现。

12. 潜伏期有传染性吗?

还有待深入了解，但从一般呼吸道传染病规律来讲，潜伏期在末期快发病时，可能具有一定传染力。

13. 病例和隐性感染者的传播力如何?

感染者的传播力，可用流行病学中的传播指数（又称基本再生指数）来衡量。目前研究估算此次新型冠状病毒的传播指数为2.8~3.3，即1个病人可以传染2~3个人。此次新型冠状病毒存在不少无症状或隐性感染，这种隐匿感染传播给防控工作带来不少挑战。

14. 如何区分感冒、流行性感冒、支气管炎、肺炎和新型冠状病毒感染的肺炎?

感冒是人在着凉、劳累等因素引起的以鼻咽部上呼吸道症状，如鼻塞、流涕、打喷嚏为主要表现的疾病。全身表现较轻，一般没有危险。

流行性感冒为流行性感冒病毒引起的疾病，一般表现为急性起病、发热（体温可达 39~40℃），上呼吸道症状轻，全身症状明显，如头痛、肌痛、乏力等。常在冬春季流行。

支气管炎由微生物感染、物理或化学刺激引起，临床表现为咳嗽、咳痰，好发于换季时节，老人、幼儿多发。

肺炎是由细菌或病毒引起的肺部炎症，临床表现类似支气管炎，支气管炎和肺炎一般不具备传染性。

新型冠状病毒感染的肺炎的主要临床表现为发热、乏力、干咳，上呼吸道症状（如鼻塞、流涕）较轻或无，少数病人会有腹泻等消化道症状。部分病人仅表现为低热、轻微乏力，无肺炎表现。新型冠状病毒感染的肺炎病例一般具有相关流行病学史，即有以下 3 种情形之一：①发病前 14 天内有武汉市或其他有本地病例持续传播地区的旅行史或居住史。②发病前 14 天内曾接触过来自武汉市或其他有本地病例持续传播地区的发热或有呼吸道症状的病人。③有聚集性发病或与确诊病例、轻症病例和无症状感染者有流行病学关联。

15. 苍蝇、蟑螂、老鼠会传播新型冠状病毒吗？

已有的研究显示，新型冠状病毒的自然宿主极可能是蝙蝠，而中间宿主尚未明确，目前无证据表明苍蝇、蟑螂、老鼠会传播新型冠状病毒。

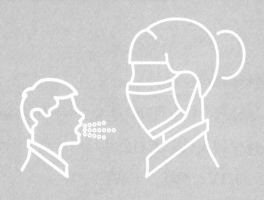

第 2 章

个 人 预 防 篇

1. 个人日常如何预防？

疫情流行期做到：

（1）尽量减少外出活动，避免去疾病正在流行的地区。

（2）减少到人员密集的公共场所活动，例如公共浴池、影院、网吧、KTV、商场、车站等。

（3）避免到海鲜市场、活家禽市场或农场；避免接触动物（包括野味）或其粪便；不要吃野味及光顾有野味提供的餐厅。

（4）避免近距离接触病人，特别是有急性呼吸道感染症状的病人。

（5）建议外出时佩戴口罩。外出前往公共场所、就医或乘坐公共交通工具时，佩戴医用外科口罩或 N95 口罩。

（6）勤洗手，保持手卫生。减少接触公共场所的公共物品，从公共场所返回、手捂

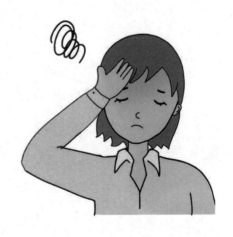

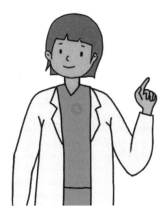

咳嗽或打喷嚏之后、饭前便后，用洗手液或香皂流水洗手，或者使用含酒精成分的免洗洗手液；不确定手是否清洁时，避免用手接触口鼻眼；打喷嚏或咳嗽时，用手肘衣服遮住口鼻。

（7）保持良好的卫生和健康习惯。居家勤开窗，保持通风，不随地吐痰，口鼻分泌物用纸包好再丢弃。

（8）注意食物安全和卫生，不要吃生的或没煮熟的奶类、蛋类和肉类等，也不要吃有可能被动物分泌物、排泄物（如尿液）污染的食物。

（9）增强体质和免疫力。均衡饮食，适量运动，作息规律。

（10）主动做好个人及家庭成员的健康监测。家庭配备体温计、医用外科口罩或 N95 口罩、家庭用的消毒用品等物资。如有发热、咳嗽等呼吸道感染症状，特别是发病前去过疾病正在流行的地区，应戴上外科口罩，及时到辖区医院发热门诊或急诊科就诊，并主动告知医生。

2. 个人防护装备有哪些?

对于新型冠状病毒感染的肺炎要做好接触感染和呼吸道感染途径的隔离防护措施。针对性地开展个人防护,科学、规范地使用个人防护装备。

个人防护装备涉及

	呼吸防护
	头面部防护
	躯体防护
	足部防护

个人防护装备是指用于保护人员避免接触感染性因子的各种屏障用品,包括口罩、手套、护目镜、防护面罩、防水围裙、隔离衣、防护服等。针对新型冠状病毒感染的肺炎最有效的呼吸防护措施是使用口罩。

3. 什么时候需要佩戴口罩?

在非疫区空旷且通风场所不需要佩戴口罩,进入人员密集或密闭公共场所需要佩戴口罩。在疫情高发地区空旷且通风场所建议佩戴一次性使用医用口罩；进入人员密集或密闭公共场所佩戴医用外科口罩或颗粒物防护口罩。有疑似症状到医院就诊时，需佩戴不含呼气阀的颗粒物防护口罩或医用防护口罩。

4. 如何选择口罩？

市面上有多种类型的口罩，包括普通棉布口罩、带呼吸阀的普通防护口罩、一次性使用医用口罩、医用外科口罩、医用防护口罩等。棉纱口罩、海绵口罩和活性炭口罩对预防病毒感染无保护作用，不建议佩戴。可选择：

（1）一次性使用医用口罩：推荐公众在非人员密集的公共场所使用。

（2）医用外科口罩：防护效果优于一次性使用医用口罩，推荐疑似病例、公共交通司乘人员、出租车司机、环卫工人、公共场所服务人员等在岗期间佩戴。

（3）KN95/N95 及以上颗粒物防护口罩：防护效果优于医用外科口罩、一次性使用医用口罩，推荐现场调查、采样和检测人员使用，公众在人员高度密集场所或密闭公共场所也可佩戴。

（4）医用防护口罩：推荐发热门诊、隔离病房医护人员及确诊病人转移时佩戴。

一次性使用医用口罩
▼

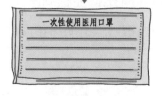

医用外科口罩
▼

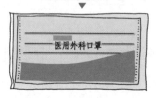

医用防护口罩等
▼

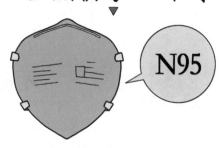

N95

5. 特殊人群应该如何选择防护口罩？

　　孕妇佩戴防护口罩，应注意结合自身条件，选择舒适性比较好的产品，佩戴前应向专业医生咨询，确认自己的身体状况适合；老年人及慢性病病人身体状况各异，如心肺疾病病人佩戴后，可能造成不适感，应寻求医生的专业指导；儿童处在生长发育阶段，而且其脸型小，一般口罩难以达到密合的效果，建议选择正规厂家生产的儿童防护口罩。年龄极小的婴幼儿不能戴口罩，易引起窒息。

6. 怎样正确佩戴口罩？

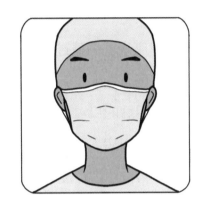

使用口罩时应保持口罩清洁，使用前进行气密性检查。戴口罩前应洗手，或者在戴口罩过程中避免手接触到口罩内侧面，减少口罩被污染的可能，戴口罩时要将折面完全展开，分清口罩的内外、上下，浅色面为内面，内面应该贴着口鼻，深色面朝外，金属条一端为鼻夹，应朝上。要尽量使口罩与面部有良好的密合，将嘴、鼻、下颌完全包住，然后压紧鼻夹，使口罩与面部完全贴合。测试口罩是否贴合的简单试验方法：戴上口罩后，用力呼气，空气不能从口罩边缘漏出。

7. 摘口罩时要注意什么？

摘口罩时，手不要接触到口罩外侧面，如果是系带口罩，要先解开下面的系带，再解开上面的系带，然后用手指捏住口罩的系带或挂耳带子把口罩摘下，处理完口罩后应洗手。

8. 使用后的口罩如何处理？

健康人群佩戴过的口罩，没有新型冠状病毒传播的风险，一般在口罩变形、弄湿或弄脏导致防护性能降低时更换。健康人群使用后的口罩，按照生活垃圾分类的要求处理即可。疑似病例或确诊病人佩戴的口罩，不可随意丢弃，应视作医疗废弃物，严格按照医疗废弃物有关流程处理，不得进入流通市场。

9. N95 口罩适合大家佩戴吗？

N95 口罩（或相同标准的口罩）是一种能高效过滤空气中的颗粒的紧密贴合面罩，正确佩戴能有效预防新型冠状病毒的传播，一般是专业医生在特定场所使用，不建议普通市民在发热门诊、感染病房等特定区域以外的场所佩戴。因为正确佩戴或脱去 N95 口罩需要接受科学的培训，若使用不当，反而会因为保护不周和污染而增加感染风险。日常出行中使用 N95 口罩，会因为高标或过于厚实让人感觉憋闷，长时间佩戴会产生缺氧的症状。建议一般出行前往人员较为密集的地方选择医用外科口罩，当可能接触疑似或确诊病例时才佩戴 N95 口罩。

10 . 什么时候需要更换口罩?

不管哪种类型的口罩，防护效果都是有限的，需定期更换。当出现以下情况时，应及时更换口罩：呼吸阻抗明显增加时；口罩有破损或损坏时；口罩与面部无法密合时；口罩受污染时；曾使用于病房、实验室或与病人接触。

11 . 一次性口罩可以用 75% 酒精或电吹风加热消毒后再次使用吗?

如果口罩的标识或说明书标明是一次性使用的，不建议重复使用。酒精是液体，用酒精对口罩进行消毒，可能会影响口罩的过滤效果。佩戴口罩时，人体呼出的气体会让口罩的内层变得潮湿，时间一长，会有微生物大量繁殖，而口罩的外层则附着空气中的微生物和粉尘，而这些用电吹风加热是消毒不了的，而且用电吹风吹也可能造成口罩的变形和过滤纤维的损坏，也会破坏它的保护作用。使用一次性口罩时，一般每 4 小时更换一次，出现潮湿或被污染要随时更换。

12. 洗手有什么作用?

　　手部接触所涉及的传播途径包括经水或食物传播、血液或血制品传播、空气飞沫传播、消化道传播、直接或间接接触传播等。研究表明,正确洗手是预防腹泻和呼吸道感染最有效的措施之一。通过充分涂抹肥皂和揉搓动作,能有效清除皮肤表面的污垢和微生物。

13. 生活中哪些场景需要洗手?

　　(1)用手捂住口鼻打喷嚏、咳嗽或擤鼻涕后。

　　(2)准备食物前、中、后,吃饭前,上厕所后。

　　(3)手脏时,外出回来时。

　　(4)接触宠物或者家禽之后。

　　(5)处理伤口或照顾病人时。

　　(6)处理垃圾后。

14. 如何正确洗手?

　　七步洗手法:在流动清水下淋湿双手,取适量洗手液(肥皂)均匀涂抹至整个手掌、手背、手指和指缝。揉搓的时间不少于 20 秒。

第一步（图 A）：掌心相对，手指并拢，相互揉搓。

第二步（图 B）：手心对手背沿指缝相互揉搓，交换进行。

第三步（图 C）：掌心相对，双手交叉指缝相互揉搓。

第四步（图 D）：弯曲手指使指关节在另一手掌心旋转揉搓，交换进行。

第五步（图 E）：右手握住左手大拇指旋转揉搓，交换进行。

第六步（图 F）：将五个手指尖并拢放在另一手掌心旋转揉搓，交换进行。

第七步（图 G）：一手旋转揉搓另一手的腕部前臂，直至肘部，交换进行。

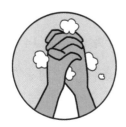

A. 掌心相对，手指并拢，相互揉搓

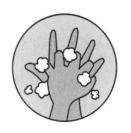

B. 手心对手背沿指缝相互揉搓，交换进行

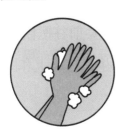

C. 掌心相对，双手交叉指缝相互揉搓

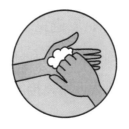

D. 弯曲手指使指关节在另一手掌心旋转揉搓，交换进行

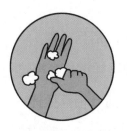 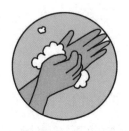 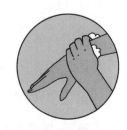

E. 右手握住左手大拇指旋转揉搓，交换进行

F. 将五个手指尖并拢放在另一手掌心旋转揉搓，交换进行

G. 一手旋转揉搓另一手的腕部前臂，直至肘部，交换进行

 15.疾病流行区居住旅行归来需要注意什么?

（1）主动到社区或村（街道）进行登记，减少外出活动，尤其是避免到人员密集的公共场所活动。

（2）从离开疾病流行区的时间开始，连续 14 天进行自我健康状况监测，每天测量 2 次体温。条件允许时，尽量单独居住或居住在通风良好的单人房间，并尽量减少与家人的密切接触。

（3）出现可疑症状及时就医。途中佩戴好医用外科口罩或 N95 口罩；应避免乘坐公共交通工具前往医院，路上打开车窗；时刻佩戴口罩和随时保持手卫生；在路上和医院时，尽量避免与他人近距离接触。

16. 饮食有什么要注意的?

　　日常饮食建议按照《中国居民膳食指南》进行食物搭配,应注意保持合理的饮食结构,保障均衡营养。保证食物的多样性、粗细搭配、荤素适当,多吃新鲜水果蔬菜,补充维生素。不要听信偏方和食疗可以治疗新型冠状病毒感染的说法。

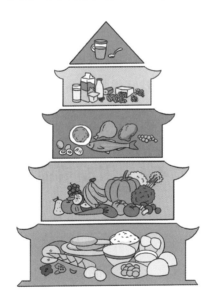

 ## 17. 疫情流行期间能否去户外散步或锻炼?

　　当前新型冠状病毒感染的肺炎疫情形势严峻,避免外出是目前减少相互感染最有效的方式。建议尽量减少外出活动,在家中进行适当的锻炼，保持健康的生活方式，提高自身免疫力，抵抗病毒。

18. 如何防范隐性感染者造成的传播？

（1）不要前往出现新型冠状病毒社区传播的疫情地区（尤其武汉），避免接触来自武汉或其他疫区的人。

（2）尽量避免前往人群密集的场所或参与群众聚集性活动，必须外出时，应佩戴医用外科口罩。

（3）与人交谈时，最好保持 1 m 以上的距离。

19. 老年人、儿童等体弱人群如何防护？

疫情流行期间，老年人应避免出入人员密集的公共场所，减少不必要的社交活动，注意平时在家开窗通风，勤洗手，适当锻炼。外出时佩戴口罩，如有心肺系统疾病，应寻求医生的专业指导。子女多去陪伴父母，讲解知识，让老年人认识其危害。

儿童病例虽然不多，但仍是非常需要保护的重点人群。在勤洗手、少出行、戴口罩、适当锻炼的同时，教导孩子不要抠鼻子，不要吃手，务必提醒孩子养成良好的卫生习惯。叮嘱亲戚朋友避免对儿童，特别是婴幼儿的近距离接触。

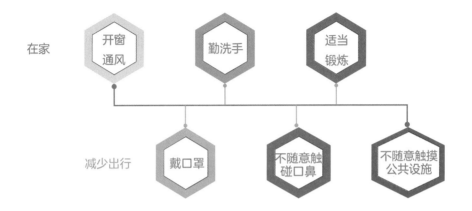

20. 心理调整有什么用处？

有心理平衡才有生理平衡，学会自我调控情绪，可以正确应对各种刺激，有益于增强免疫力。良好的心态可以改善人的气血循环，而焦虑、恐惧、担忧的心态会让我们机体局部气血不畅，反而会使得疾病加重。因此，我们既要重视疫情的严峻性，做好自我防护，同时也要主动调整自己的心态。

21. 如何做好个人心理调整？

（1）照顾好自己，尽可能维持正常、规律和健康的生活作息。合理安排饮食，多喝水，同时保持适度的居家锻炼。

（2）少刷手机和新闻。可以每天定时查看手机新闻，控制自己每天接收有关信息的时间不超过1小时，不要道听途说，关注必要的信息。

（3）充实生活，转移注意力，选择适合在家中进行的娱乐活动，找一件令你愉悦的事情，与家人聊天等。

（4）正视并接纳自己的焦虑恐惧情绪，如果心理调整存在困难，应及时向相关经过培训的精神卫生专业人员寻求帮助。

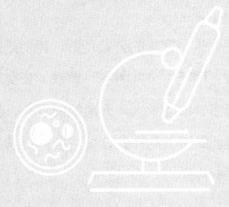

第3章

公共预防篇

1. 公共场所还能去吗？

尽量避免去人员密集的公共场所，特别是密闭的场所，如电影院、KTV、网吧、公共浴室、地铁、公交车、会议室等。公共场所人员多，流动量大，人员组成复杂，加上这些地方相对密闭，没有新鲜空气的补充，一旦有病毒携带者，很容易造成人与人之间的传播。

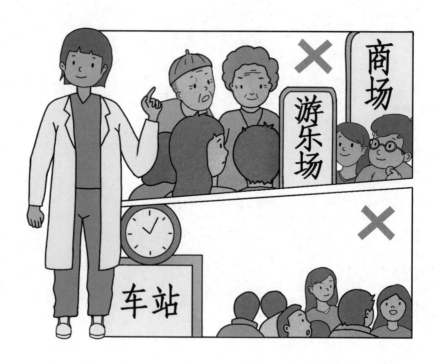

2. 出门坐公交车、地铁、的士要注意些什么？

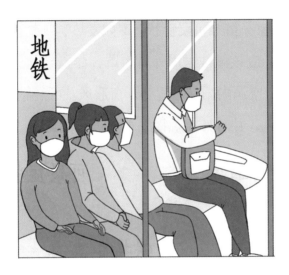

新型冠状病毒可以通过飞沫和接触传播，当乘坐公交车、地铁、的士等公共交通工具时，务必全程戴好口罩，同时注意减少与其他物体表面的接触。回家后要尽快用肥皂或洗手液彻底清洗双手。

3. 私家车要注意什么预防措施？

（1）一般情况下，私家车无需消毒处理，处于空旷场所时，做好通风换气。

（2）有亲友（健康状况不明）搭乘后，及时开窗通风，并对车内相关物体表面进行消毒，可选择有效的消毒剂或消毒湿巾擦拭消毒。

（3）私家车搭乘可疑症状者（如发热、咳嗽、咽痛、胸闷、乏力等）时，应该佩戴医用外科口罩，尽量与同车人员保持距离，不要开启空调内循环，适度开窗通风。可疑症状者下车后，迅速开窗通风，并对其接触物品表面进行消毒。

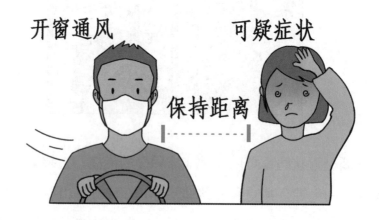

 4. 去楼下散步，电梯还能坐吗？

楼层不高时或电梯内人员较多时，应尽量避免乘坐厢式电梯，建议走楼梯和使用扶梯。居民进入电梯应佩戴口罩，尽量减少接触电梯表面，减少用手揉眼、抠鼻等行为。厢式电梯应加强通风，保持环境表面清洁卫生。对电梯表面，特别是按键部位应该定期消毒；可选用 500 mg/L 含氯消毒液或其他可用于表面消毒的消毒剂，进行擦拭消毒，作用时间 30 分钟；消毒后用清水擦拭，去除残留消毒剂。

5. 农贸市场如何防控新型冠状病毒？

（1）保持工作场所清洁卫生，应定期进行清洁、消毒。

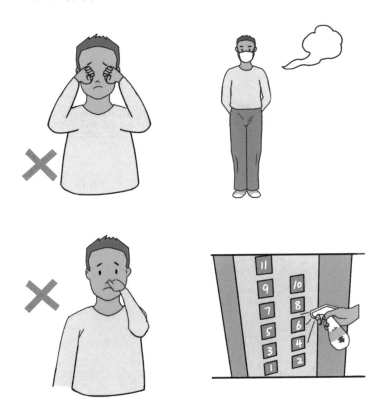

（2）不购进、不运输、不销售野生动物及其制品。

（3）发现不明原因病死禽畜时要及时向有关部门报告，不自行处理病死禽畜。

（4）保持工作环境中空气流通，保持室内空气流通。

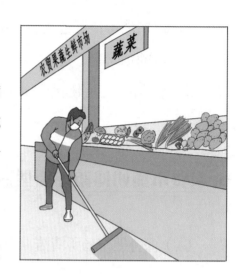

6. 流行期间就医需要注意些什么？

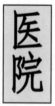

（1）原则上应尽可能少去或不去医院，除非必须立即就诊的急症、危重症病人，如果必须去医院，应选择能满足需求的、门诊量较少的医疗机构，如果可以选择就诊科室，应尽可能避免发热门诊、急诊等科室。

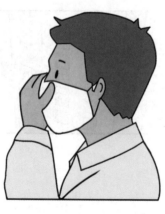

（2）应尽量避免乘坐公共交通工具前往医院，前往医院的路上和医院内，病

人和陪同家属均应全程佩戴医用外科口罩或 N95 口罩，并尽可能与人保持距离（至少 1 m）。

（3）随时保持手卫生，避免用手接触口、眼、鼻，打喷嚏或咳嗽时，用纸巾遮住口鼻，并准备便携含酒精成分免洗洗手液，接触医院门把手、门帘等医院物品后要使用手部消毒液。

（4）从医院返家后，立即更换衣服，用流动水认真洗手，衣物尽快清洗。

（5）如果出现发热、咳嗽等可疑症状，一定要根据病情及时就近就医，并向接诊医生告知过去 2 周的活动史。

7. 社区排查怎么做？

社区防控是防止疫情输入、蔓延、输出、控制疾病传播的第一道防线，大家要配合社区做好这项工作。

（1）按照网格化、地毯式管理的原则，分类进行排查。

（2）社区未发现病例，实施"外防输入"的策略，包括组织动员、健康教育、信息告知、人员管理、环境卫生治理、物资准备。

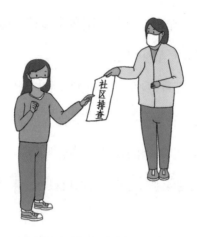

（3）社区出现病例或暴发疫情，采取"内防扩散、外防输出"的策略，除了上述提到的六条措施外，特别要做好密切接触者的管理和加强消毒。

 8. 小区内有病例，我们该怎么办？

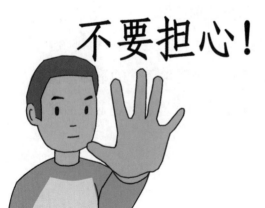

一旦小区出现病例，大家也不要过度恐慌。积极配合社区和疾控部门做好社区排查相关工作。尽可能避免外出，注意观察自己和家人的身体状况。如果出现发热、咳嗽、胸闷、气促等症状，尽早去医院进行诊断，切不可瞒报或者是不在意。同时对各种消息来源进行甄别，不信谣、不传谣。

9. 社区卫生服务中心或街道卫生院可以对疑似病例进行确诊吗？

病例确诊，需在生物安全二级及以上实验室开展病毒核酸检测或基因测序，社区卫生服务中心或街道卫生院不具备该检测条件。

10. 家中有医学观察对象，其他人要怎么办？

家庭成员应住在不同房间，如条件不允许，和密切接触者至少保持 1 m 距离。其他家庭成员进入密切接触者居住空间时应佩戴口罩。家属应尽量减少与密切接触者及其用品接触。戴好一次性手套和穿好保护性衣物（如

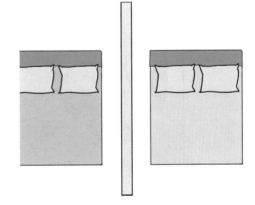

塑料围裙）再去清洁和触碰被密切接触者的人体分泌物污染的物体表面、衣物或床品，至少每天清洁、消毒浴室和厕所表面1次。

11. 在超市工作如何预防新型冠状病毒感染？

在超市，特别是生鲜区工作时，在处理动物和生鲜动物产品时，穿好具有屏蔽自己衣物的防护服（或工作大褂），戴手套和面部防护。下班后脱去防护服，每天清洗并将其留在工作区域。避免家庭成员接触未清洗的工作服和鞋。对公共接触物品或部位要定期清洗和消毒。保持超市内空气流通，定期清洗空调滤网。保持环境卫生清洁，及时清理垃圾。

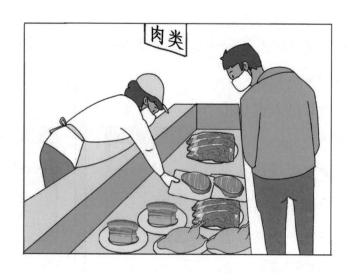

12. 在办公室工作需要注意些什么?

保持工作场所室内通风换气；不要随地吐痰，可以先吐在纸张上，在方便时再把它扔进封闭式垃圾箱内，在自己咳嗽或打喷嚏时，用纸巾将口鼻完全遮住，并将用过的纸巾立刻扔进封闭式垃圾箱内，防止病菌传播；保持个人卫生，要勤洗手；传染病流行季节应尽量避免各类聚会。

13. 人与人交谈，保持多远的距离比较合适?

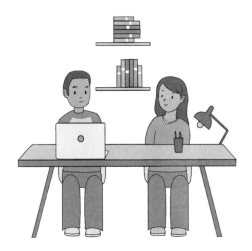

新型冠状病毒感染的肺炎，其主要传播途径为近距离呼吸道飞沫传播，所谓近距离主要是 1 m 的距离，故应与新型冠状

病毒感染的肺炎病人或疑似症状者，应至少保持 1 m 以上距离。鉴于其中一部分病例为无症状感染者，建议在疫情流行时期，与一般人交流都保持 1 m 以上距离。

 14. 医务人员如何预防新型冠状病毒感染?

（1）医务人员要按照标准预防原则，根据医疗操作可能传播的风险，做好个人防护、手卫生、病区管理、环境通风、物体表面的清洁消毒和医疗废弃物管理等医院感染控制工作。

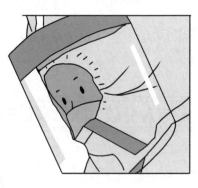

（2）医务人员从事诊疗活动期间均应佩戴医用口罩，定期更换，并根据不同工作场景采用不同级别的个人防护。

（3）禁止穿着个人防护设备离开污染区，要按照有关要求，正确穿脱防护用具。

15. 家庭成员出现可疑症状时有什么建议?

（1）如果出现新型冠状病毒感染的肺炎可疑症状（如发

热、咳嗽、咽痛、胸闷、呼吸困难、乏力、腹泻等），应根据病情及时就医，注意出门和就诊过程中全程戴好口罩。

（2）避免乘坐地铁、公交车等公共交通工具，避免前往人群密集的场所。

（3）就诊时应主动告诉医生自己的相关疾病流行地区的旅行居住史，以及发病前后接触过什么人，配合医生开始相关调查。

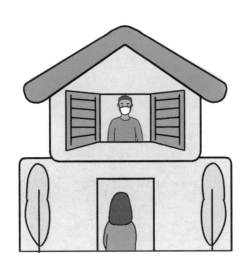

（4）病人的家庭成员应佩戴口罩，病人要与无症状的其他家庭成员保持距离。

（5）如果家里有人诊断为新型冠状病毒感染的肺炎，其他家庭成员被判定为密切接触者，应接受14天的医学观察。

（6）对有症状的家庭成员经常接触的地方和物品进行消毒。

16. 怎样做好居家消毒？

（1）尽量避免密切接触家禽和野生动物。

（2）外出回家后，应及时用洗手液和流动水洗手，或用含醇类手消毒剂进行手卫生。

（3）有客人（身体健康情况不明）来访后，及时对室内相关物体表面进行消毒，可选择有效的消毒剂或消毒湿巾擦拭消毒。

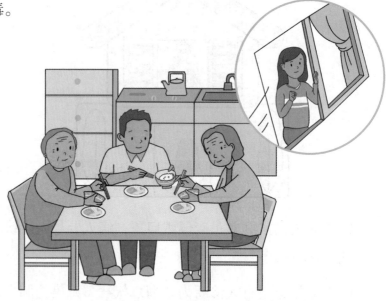

（4）室内做好通风换气，自然通风或机械通风，冬天开窗通风时，需防止室内外温差大而引起感冒。

17. 聚餐能参加吗?

因为聚餐免不了和别人接触,又无法知道接触到的人有没有和感染者密切接触过。截至 2020 年 1 月底的调查发现,聚餐是导致一些聚集性疫情的危险因素,所以提倡减少不必要的聚餐,避免和近期出行情况不明或有发热、咳嗽等症状的人聚餐。当然,知根知底的自家人聚餐是可以的,提倡实行分餐制或者使用公筷。

18. 未来开学后,除了戴口罩,学校还应采取哪些防控措施?

学生返校后应每天监测体温和健康状况,尽量减少不必要的外出,避免接触其他人员。学生与其他师生发生近距离接触的环境中,要正确佩戴医用外科口罩,尽量缩小活动范围。学校密切监测学生的健康状况,每天两次测量体温,做好缺勤、早退、请假记录;学校应避免组织大型集体活动,建议加强通风清洁,配备洗手液、手消毒剂等。

19. 宠物会传播新型冠状病毒吗？

目前，没有证据显示狗、猫等宠物会感染新型冠状病毒，然而，与宠物接触后，用肥皂和水洗手可以减少其他常见细菌在宠物和人类之间的传播，如大肠埃希菌和沙门菌。

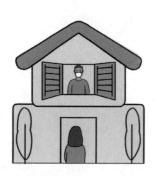

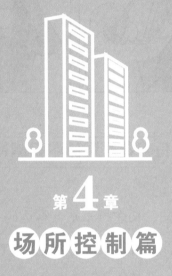

第 4 章
场所控制篇

一、人员密集场所体温检测

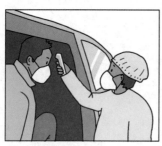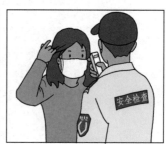

1. 哪些地方有必要开展体温检测？

机场、火车站、长途汽车站、客运码头、主要交通路口等重点场所，商场、超市、影院、网吧、KTV、洗浴城、电玩城等人员密集场馆，以及幼儿园、中小学、大中专院校、军营、企业、机关事业单位等人员密集的场所都有必要开展体温检测。

2. 什么时间开展体温检测最合适？

对于有固定开门时间的场所，比如学校、幼儿园，可以在早晨和中午入学、入园时开展体温检测。对于人员流动频繁的场所，如车站、机场、商场、超市等，建议体温检测时段与场所开放时段同步。

3. 什么时候可以终止体温检测？

根据疫情形势适时终止。

4. 在哪里开展体温检测？

在场所入口处开展体温检测，建议设置临时留观室，每个留观室应配备一名工作人员、一名医务人员和一名护士。

5. 体温检测使用什么工具？

在人员密集场所的每个入口设置快速红外体温探测仪。无法安装红外体温探测仪的，每个入口应安排工作人员使用手持测温仪对进入人员检测体温。

6. 手持测温仪是什么？

手持测温仪即额温型人体红外线体温计（简称额温计），是一种利用红外接收原理测量人体体温的测量计。使用时，只需方便地将探测窗口对准额头位置，就能快速、准确地测得人体温度。手持测温仪适用于人流量大的公共场所，是一种快速检测人体体表温度的专业仪器。具有非接触式测温、准确度高、测量速度快、超温语音报警等优点。特别适合于出入境口岸、港口、机场、码头、车站、机关、学校、影剧院等场所使用。

7. 使用手持测温仪要注意些什么？

使用人员本身要身体健康，没有发热、咳嗽等呼吸道感染症状，工作时采取标准防护，即一级防护，戴一次性工作帽、一次性外科口罩、一次性手套，穿工作服（白大褂）。手持测温仪使用前需要进行校准，测量时将探测头指向前额正中眉心上方并保持垂直，扣动把柄前的测温键，体温计电源自动开启，并显示测量结果。

8. 哪些情况可能导致体温测量偏差？

（1）测量部位被毛发遮挡、有汗水或污垢覆盖。

（2）手持测温仪距离额头太远，或者直接接触皮肤。

（3）在风扇、空调的出风口等气流较大的地方测试。

（4）在室外使用。

（5）在阳光强烈的地方使用。

9. 如何养护手持测温仪？

（1）仪器从与测量环境温度差异较大的地方取出使用时，应将仪器放置在使用环境下 20 分钟后再用。

（2）保持仪器干净，并放置在干燥的地方。

（3）不能将仪器放置在有电击的地方。

（4）不能将仪器放置在极端的温度环境下，高于 50℃ 或者低于 −20℃。

（5）不能将仪器放置在湿度高于 85% 的环境中。

（6）不能用手指触摸红外线透镜。

10. 怎么减少漏检?

建议在保证人员正常流通的情况下,关闭不必要的入口,集中人流,集中检测。同时,入口还应提供一次性口罩和免洗手消毒剂,供进入人员使用。

11. 在体温检测的同时还要做些什么?

询问观察对象是否有咳嗽、气促、畏寒、乏力、腹泻、结膜充血等症状。

12. 体温检测异常者怎么处理?

因有时检测对象在室内温度较高,加之匆忙活动时体温会升高,当工作人员发现体温检测异常者后,建议待检测对象休息5分钟后再次检测确认。体温复核异常者登记相关信息,包括姓名、身份证号、常住地、现住地、目的地、联系方式等,再移交给医务人员。

13. 医务人员怎么处理发热人员？

先要仔细询问流行病学史。注意询问发病前 14 天内有无武汉或其他有本地病例持续传播地区的旅行史、居住史，是否曾接触过以上地区的发热或有呼吸道症状的病人，有无聚集性发病或与确诊病例和新型冠状病毒感染者的接触史。

随后临时留观室的医务人员对移交的发热人员用水银温度计进行体温核查。同时核查有无咳嗽、胸闷、气促等症状。

对有流行病学史、同时有可疑症状的对象，由医务人员做好登记，场所工作人员联系救护车就近送至指定发热门诊进一步明确诊断，并将有关情况报告当地疾控中心。

对无流行病学史、有可疑症状的对象，由医务人员对其进行防治知识宣教后劝其居家隔离 14 天，发放健康提示卡，提示出现不适症状及时就医。

二、室内公共场所

1. 室内公共场所关闭后或未开放前该做什么？

对已经关闭的室内公共场所，如商场、图书馆、餐馆等，要打开所有窗户通风换气，或通过新风系统换气，要进行彻底的卫生清扫和消毒，要对相关设施设备进行更换和清洗，如要清洗空调滤网。

2.室内公共场所开放后、营业中应该怎么做?

室内公共场所开放后或营业中要严格落实疫情防控措施，室内公共场所加强通风、换气、消毒等措施。大型商场（超市）、图书馆等要定期对电梯、自动扶梯、购物篮（推车）等手部接触处进行消毒并做好记录。要设置新型冠状病毒感染的肺炎相关防控知识宣传栏，加强宣传教育。

3.室内公共场所入口处应该注意什么?

使用手持测温仪对进入人员检测体温，在门口提供一次性口罩，供进入人员使用。如发现有不适症状者，让其立即戴上口罩，不能让其进入室内公共场所，劝导其到就近发热门诊就诊。

4. 室内公共场所卫生怎么做?

首先要保持环境卫生清洁，及时清理垃圾。其次公共场所进出口处和洗手间要配备足够的免洗手消毒液，洗手间保证水龙头等供水设施正常工作。公用物品及公共接触物品或部位要加强清洗和消毒。

5. 公共场所工作人员如何预防新型冠状病毒感染?

要实行健康监测，若出现发热、乏力、干咳及胸闷等疑似新型冠状病毒感染的症状，不要带病上班，应主动戴上口罩到就近的定点救治医院发热门诊就诊。

6. 影院、KTV、网吧等人流密集、流动性大且通风不良的场所还需要做什么?

影院、KTV、网吧等特殊场所要按照当地政府或主管部门的要求暂停营业。恢复营业后建议严格限制人数，严禁未成年人进入网吧。强制通风，开窗或使用排气扇换气。每天使用消毒剂对物体表面（地面、桌椅、电脑键盘、鼠标、麦克风等人体经常接触的物体）进行消毒。

三、畜禽养殖、运输、屠宰场所

1.畜禽养殖、运输、屠宰场所关闭或未营业前应该做什么？

场所关闭以后或未营业前，应保持工作场所清洁卫生，场所内应进行彻底的清洁、消毒，尤其是活禽畜类相关场所，所有的垃圾、粪便集中进行无害化处理。

2.畜禽养殖、运输、屠宰场所常规防控措施有哪些？

（1）保持工作环境中空气流通。保持室内空气流通，每天开窗换气2次，每次至少10分钟，或使用排气扇保持空气流通。

（2）不购进、不运输、不销售来源不明或非法捕获的野生动物及其制品，尽量避免野生动物与家禽、家畜接触。

（3）从事畜禽养殖、分拣、运送、销售、宰杀等人员做好个人防护，穿戴口罩、工作帽、工作服、长筒胶鞋、橡胶手套等防护用品。

3. 当场所内出现病、死禽畜时该怎么做？

（1）任何单位和个人不得抛弃、收购、贩卖、屠宰加工病、死禽畜。

（2）发现病、死禽畜要及时向有关部门报告，并按照要求妥善处理病、死禽畜。

（3）如果发现有禽畜类大量生病或死亡等异常情况，立即关闭工作场所，并及时向当地有关部门报告。

四、农贸交易市场

1. 市场关闭后或未营业前应该做什么？

（1）农贸交易市场关闭后或未营业前，应对市场进行彻底的卫生清扫，要彻底清除粪便、垃圾和杂物，应对农贸市场开展有针对性的爱国卫生运动，对市场内的环境卫生进行综合治理，要加强对鼠、蝇、蚊、蟑螂等有害生物的防治。

（2）病媒生物密度控制可采用购买专业有害生物防制公司服务与市场管理者协同相结合的方法，重点是清理卫生死角，消除鼠、蝇、蚊、蟑螂等病媒生物滋生场所。

 2. 农贸市场的"三个一""一个零"是指什么？

"三个一"是指"一日一清洁消毒、一周一大扫除、一月一大清洁"的防控措施。

"一个零"是指有活禽（畜）清空存栏，实现零存栏。

3. 农贸市场的"三清一消"是指什么？

售卖活体动物（禽类、海产品、野生动物等）市场经营者在每天收市后必须做到：

（1）清除：必须把档口内鱼鳞、内脏、粪便、鸡毛、下脚料、其他垃圾等污物清除干净。

（2）清洁：用水将台面、地面、下水沟渠和店面周边地面清扫清洗干净。

（3）清洗：用清水把消毒后的器具、台面、砧板等冲洗干净。

（4）消毒：主要对清洁后的台面、屠宰工具、砧板用具、笼具、档口地面进行消毒。

4. 进行清洗消毒时个人防护怎么做？

在进行清洗消毒时，要穿长筒雨鞋、戴口罩、戴防水长手套，做好个人卫生防护。要注意场所通风（必要时采用机械通风）。清洗消毒结束后，将围裙、工作衣、用具等用按要求配制的消毒液浸泡半小时，然后清水洗净晾干。

5. 怎样安装病媒生物防制设施？

市场管理者要完善市场环境，地面硬底化，沟渠要疏通，坑洼地面要填平，墙洞地缝要堵抹，下水道和沟渠要密闭，下水道口要安装防鼠设施；加工、销售、存放直接入口食品场所的房间要配备纱窗、纱门、风帘机、纱罩、玻璃柜等防蝇设施；市场内及周边要按相关要求安置毒鼠屋。

6. 怎样降低市场内病媒生物密度?

每半个月投放毒鼠饵料 1 次,降低鼠密度;每周巡查一次,清除各类小容器积水,清除市场内花卉店铺积水,减少蚊虫滋生。每天清理垃圾,降低蝇类密度。

7. 怎样对农贸市场进行有效监管?

日常的清洁消毒工作由农贸交易市场经营者实施,对大型农贸交易市场的消毒工作可委托专业消杀公司进行。市场监管部门要加强监管,做到实施清洁消毒有计划、有记录。疾控部门要做好消毒与个人防护的技术指导工作。

五、公共交通工具

1. 公共交通工具怎么做好通风消毒?

非空调车的车窗应尽量打开,保持车内良好通风状态;密闭的空调车要开启换气扇及空调排风装置，以增加空气流通。每天停止运行后，在气象条件允许的状况下集中开窗（门）通风不少于1小时。

 2. 司乘人员需要哪些个人防护?

司乘人员要戴一次性口罩（每4小时换一次），在上车入口提供。

3. 乘客如果出现发热、咳嗽、乏力还可以乘坐公共交通工具吗?

自觉有发热、咳嗽、乏力的人员建议不乘坐公共交通工具，普通乘客建议戴一次性口罩（每4小时换一次）。

 4. 公共交通运输公司应增加哪些防控措施?

增加车站、车厢内清洁消毒频次，指派专人进行清洁消毒工作的督导检查，在车站、车厢内做好清洁消毒工作记录和标识。

5. 司乘人员出现发热、咳嗽等症状怎么办？

做好司乘人员工作与轮休安排，确保司乘人员得到足够休息。司机等工作人员要实行健康监测，若出现发热、乏力、干咳及胸闷等疑似新型冠状病毒感染的症状，不要带病上班，应主动戴上口罩到就近的定点救治医院发热门诊就诊。如果有相关疾病流行地区的旅游史，以及发病后接触过什么人，应主动告诉医生，配合医生开展相关调查。

六、火车站、高铁站、地铁站、汽车客运站、机场和港口码头

1. 交通枢纽如何通过通风换气来预防新型冠状病毒感染的肺炎？

非空调公共交通等候室、购票厅等及公共交通工具的窗户应尽量打开，保持室（车）内良好的通风状态。

密闭的空调等候室及公共交通枢纽可调节新风装置，加大新风量和换气量或开启换气扇以增加空气流通。对滤网应每周清洁消毒一次，可浸泡于有效氯含量为 250~500 mg/L 的消毒

液中，30 分钟后用清水冲净晾干后使用。

2. 交通枢纽在疫情期间应加强哪些设施设备配置？

在入口处使用手持测温仪对进入人员检测体温。进出口处和洗手间要配备足够的洗手液，洗手间保证水龙头等供水设施正常工作。在入口处提供一次性口罩，供进入人员使用。

3. 交通枢纽消毒的重点部位是哪些地方？

对等候室和公共交通工具的高频接触部位，如门把手、座椅扶手、电梯开关、电梯扶手、方向盘、地铁车厢内扶杆、吊环拉手等重点部位，应严格按公共交通工具消毒作业方法进行消毒。

4. 怎样保持交通枢纽的环境卫生？

公共交通等候室、购票厅等公共交通服务场所及公共交通工具车厢内应保持卫生整洁，及时打扫卫生和清理垃圾。

新型冠状病毒感染的肺炎疫情时期需增加等候室、临时隔离室、车厢内清洁消毒频次（至少每天1次），指派专人进行清洁消毒工作的检查，并做好清洁消毒工作记录和标识。

七、托幼机构、小学、初高级中学及职业技术学校

1. 托幼机构、小学、初高级中学及职业技术学校开学前的工作清单有哪些？

根据国家卫生健康委的要求，各类托幼机构、3岁以下婴幼儿的早教机构、亲子园，暂停开展收托、保育服务和线下培训活动。重启时间另行通知。此外应做到：

（1）完善学校传染病防控制度和应急预案。

（2）落实后勤和卫生设施保障。

（3）开展爱国卫生专项行动。

（4）加强健康监测。

2. 开学前需完善哪些传染病防控制度？

完善学校传染病防控制度和应急预案，要制定针对新型冠

状病毒感染的肺炎的应对预案。学校要梳理和完善传染病疫情及相关突发公共卫生事件报告、学生晨检、因病缺课登记追踪、复课证明查验和通风消毒等制度。

3. 开学前如何落实后勤和卫生设施保障？

　　学校在开学前应做好食堂、饮用水的安全监管。严格落实食堂从业人员持有效健康证明上岗，做好食堂从业人员的健康体检和晨检工作；食堂进货严格落实索证索票，不使用来源不明的家禽家畜或野生动物。在当地卫生部门的指导下加强对自备水源的防护，做好供水设施（自备水源、二次供水设施、食堂蓄水池、饮水机等）的清洁、消毒工作。通过自备水源、二次供水设施提供的学生生活饮用水，开学前必须监测合格后才能使用。应储备足量的个人防护用品（如外科口罩、手套、洗手液）和消毒剂（漂白粉、75% 酒精等）、体温计，洗手间必须配备肥皂或洗手液。学校开学前要由卫生部门进行专门的指导和培训。

4.开学前如何开展爱国卫生专项行动?

师生返校前,务必要持续、深入开展环境卫生整治,彻底清除各类病媒生物滋生环境,推进教室、宿舍、食堂、运动场馆、图书馆、厕所等重点区域和场所环境卫生改善整体行动,做到日常通风换气,保持室内空气流通,全力营造一个干净卫生的环境迎接返校师生。

5.开学前如何加强健康监测?

学校要及时了解和掌握师生假期动向,加强健康监测,提示师生若在过去的 14 天内曾经到过武汉或其他有本地病例持续传播地区,都必须通知校方,密切留意健康情况。在返程后 14 天内,每天测量体温,如有不适,应尽快就医,不要回校。师生从武汉或其他有本地病例持续传播地区返回后,若出现发热、乏力、干咳等症状,应佩戴外科口罩,立即就诊,告诉医生最近曾到访的地方,以防疾病的传播。

6. 假期去过湖北的师生需要隔离吗?

如果到过,还没返回当地的,请其推迟返回时间。如已返回的,请其居家隔离自离开湖北 14 天。

7. 学校开学后如何开展晨(午)检?

小学的晨(午)检工作由每班班主任负责,托幼机构的晨(午)检工作由保健人员和班级老师共同完成(托幼机构采用入园前晨检和入园后巡检两种方式)。职工的晨(午)检由学校指定相关人员负责。在学校门口设置体温监测点。

学校各个班级要配备手持测温仪,每天对在校学生进行体温监测,寄宿生在教室门口测量,走读生在校门口测量,发现发热病例等情况,发放口罩,及时报告校医或保健老师,及早隔离观察发热病例。

8. 开学后学校如何加强通风消毒?

通过开窗换气等方式,改善教室通风状况。一般情况下,要求教室、活动室、就餐场所、卧室（宿舍）、厕所每天上午和下午至少开窗通风 1 次（雾霾天气和使用循环风空气消毒器除外），每次 30 分钟以上。教室每小时换气次数不低于 3 次。温暖季节宜实行全天开窗对流的方式换气，寒冷季节在课前和课间休息期间宜利用教室和走廊的气窗对流换气。通风条件不良的建筑，需采用机械通风换气。寒冷季节和夏季使用空调或不具备开窗通风空气消毒条件时，则用循环风空气消毒器或等离子空气消毒器进行消毒。

9. 出现发热、乏力、干咳等症状的学生怎么办？

应立即电话通知其家长领回家，戴上口罩尽快就医。同时尽快向当地疾病预防控制机构和教育行政部门报告。若被诊断为新型冠状病毒感染的肺炎，其密切接触者应接受 14 天隔离医学观察。

10. 如何加强复课管理？

加强复课管理，对传染病学生坚决实行休学，严把复课条件关，必须要有指定医疗机构开具复课证明，才予以上课。学校要与卫生部门通力配合，要加强宣传，争取家长对复课证明查验的理解和支持。

11. 还能举办全校或全园性的室内集会等活动吗？

应避免举办全校或全园性的室内集会等活动。

八、大专院校

1. 大专院校需要开展哪些传染病防控工作？

请参照"七、托幼机构、小学、初高级中学及职业技术学校"相关措施执行。

 ## 2. 大专院校应如何加强监测？

（1）大专院校主要以学生自我监测为主，学校应开展多种形式的健康宣教，普及呼吸道传染病的防控知识，教育学生打喷嚏时要主动掩住口鼻，及时洗手，提高防病意识。

（2）当学生出现发热、呼吸道症状等情况，应报告班级辅导员，由辅导员登记后报告校医。学生应尽快就医，就诊时应佩戴外科口罩，告诉医生最近曾到访的地方。

3. 出现发热、乏力、干咳等疑似新型冠状病毒感染的学生怎么办？

（1）疑似病人应立即戴上口罩就医。

（2）及时报告当地疾病预防控制机构和教育行政部门。

（3）若被诊断为新型冠状病毒感染的肺炎病人，其密切接触者应接受 14 天隔离医学观察。

（4）启动以班级为单位的晨（午）检制度。

（5）学校由专人负责离校学生的家访联系，了解其每天的健康状况。

（6）根据疾病预防控制机构的要求实行日报和零报告制度，掌握每天现症学生增减情况。

（7）配合卫生健康部门做好疫情的处理等工作。

（8）学校要在当地疾病预防控制机构的指导下，对教室、寝室及公共教室如电脑室、视听室、图书馆等的消毒与通风。

九、企事业等集体单位

1. 企事业等集体单位复工前的准备工作有哪些？

（1）制定针对性的预案。

（2）落实后勤和卫生设施保障。

（3）开展爱国卫生专项行动。

（4）加强健康监测。

2. 集体单位复工前传染病防控制度和应急预案的要求有哪些？

（1）集体单位要梳理和完善传染病疫情及相关突发公共卫生事件报告、职工晨检、因病缺勤登记追踪、复工证明查验和通风消毒等制度。要建立员工的病假记录制度。单位指定专人负责与离岗的人员联系，了解每天的健康状况。

（2）要制定针对新型冠状病毒感染的肺炎的应对预案。预案要针对本单位未发现病例、发生输入性病例、出现本地病例、发生聚集性疫情或暴发疫情等情形，同时要做好应急隔离观察场所的准备。

3. 集体单位复工前如何落实后勤和卫生设施保障？

（1）集体单位复工前应做好食堂、饮用水的安全监管。

（2）严格落实食堂从业人员持有效健康证明上岗，做好食堂从业人员的健康体检和晨检工作；食堂进货严格落实索证索票，不使用来源不明的家禽家畜或野生动物。在当地卫生部门的指导下加强对自备水源的防护，做好供水设施的清洁、消毒工作。

（3）通过自备水源、二次供水设施提供的职工生活饮用水复工前必须监测合格后才能使用。

（4）应储备足量的个人防护用品（如外科口罩、手套、洗手液）和消毒剂（漂白粉、75% 酒精等）、体温计，洗手间必须配备肥皂或洗手液。

4. 集体单位复工前如何开展爱国卫生专项行动？

集体单位要在职工复工前，务必要持续、深入开展环境卫生整治，彻底清除各类病媒生物滋生环境，推进办公室、车间、宿舍、食堂、运动场馆、图书馆、厕所等重点区域和场所环境卫生改善整体行动，做到日常通风换气，保持室内空气流通，全力营造一个干净卫生的环境。

5. 集体单位复工前如何加强健康监测？

（1）集体单位要及时了解和掌握职工假期动向，加强健康监测，提醒职工若在过去的 14 天内曾经到过武汉或其他有本地病例持续传播地区，都必须通知单位，密切留意健康情况。

（2）职工从武汉或其他有本地病例持续传播地区返回后 14 天内，每天测量体温，若出现发热、乏力、干咳等症状，应尽快就医，不要复工。就诊时应佩戴外科口罩，告诉医生最近曾到访的地方。

6. 集体单位复工后需要开展哪些防控措施？

（1）每天指定人员在门口设置体温测量点，对每一位员工和外来人员进行体温测量，并做好登记。

（2）每天须对门厅、楼道、会议室、电梯、楼梯、卫生间等公共区域进行消毒，尽量使用喷雾消毒。每个区域使用的保洁用具要分开，避免混用。

（3）食堂采用分餐进食，避免人员密集。餐厅每天消毒

1次，餐桌椅使用后进行消毒。餐具用品须高温消毒。操作间保持清洁干燥，严禁生食和熟食用品混用，避免肉类生食。建议营养配餐，清淡适口。

（4）建议适当、适度活动，保证身体状况良好。避免过度、过量运动，造成身体免疫能力下降。

7. 有员工出现发热、咳嗽等呼吸道症状还能上班吗？

有员工出现发热、咳嗽等呼吸道症状，应尽早到医院或社区卫生服务中心就诊治疗，不得带病上班。

8. 出现发热、乏力、干咳及胸闷等疑似新型冠状病毒感染人员时如何处理？

（1）疑似病人应立即戴上口罩就医。

（2）及时联系当地疾病预防控制中心请求指导处理，并协助开展相关调查处置工作。

（3）根据有关部门建议，实行轮休制度，减少人员密集。

（4）停止或减少使用中央空调，并清洗消毒，保持室内空气流通。

（5）启动晨检制度和健康申报制度。

9. 后勤人员如何做好个人防护？

服务人员、安保人员、清洁人员工作时须佩戴口罩，并与人保持安全距离。食堂采购人员或供货人员须佩戴口罩和一次性橡胶手套，避免直接手触肉禽类生鲜材料，摘手套后及时洗手消毒。保洁人员工作时须佩戴一次性橡胶手套，工作结束后洗手消毒。安保人员须佩戴口罩工作，并认真询问和登记外来人员状况，发现异常情况及时报告。

10. 还能举办全单位的室内集会等活动吗？

应停止举办各种聚餐和集会等活动。

十、养老院

1. 养老机构如何开展日常预防控制工作？

（1）对工作人员和护养老人加强新型冠状病毒感染的肺炎和冬春季呼吸道传染病防控的知识教育。

（2）建立、落实晨检制度。

（3）工作人员一旦出现发热、咳嗽等呼吸道感染症状，应立即停止工作，尽早去医院就诊治疗。

（4）建立探访人员登记制度，如探访人员有发热、咳嗽等呼吸道感染症状，应拒绝其探访。

（5）确保环境清洁卫生，定期用消毒水为老人住所、厕所、休息聊天场所、活动器械等抹洗消毒。经常将老人的被褥衣服晒太阳。

（6）尽量开启门窗，保持室内空气流通，使用空调系统的单位，要定期清洗空调。开空调时，可同时开排气扇。

（7）设置适合老年人的洗手设施，提供洗手液、抹手纸或干手机。倡导老人养成经常洗手的好习惯。

（8）准备后备隔离房间，提供给急性发热、咳嗽的老人隔离治疗使用。有症状的老人应及时予以隔离，避免传染给其他老人。

2. 如何开展晨检工作？

由养老机构的医护人员每天上午为每一位老人测量体温，并询问是否有发热、乏力、干咳及胸闷等可疑症状。

3. 外来人员探访需要落实哪些防控措施？

在养老机构入口设置体温检测点并准备口罩和免洗手消毒液，由机构的医护人员使用手持红外线快速体温检测仪对来访人员测量体温，并询问是否有发热、乏力、干咳及胸闷等可疑症状。

如来访人员体温正常且无可疑症状，可佩戴口罩、手消毒之后进入。如来访人员有异常，可使用水银体温计重新检测，复测体温正常，可佩戴口罩、手消毒之后进入；复测体温仍然高于37.3℃时，应拒绝其探访，并进行健康告知。

疫情流行期间应尽量减少不必要的入院探访，鼓励家属采用视频、电话等方式进行联系。

4. 如何设置后备隔离房间？

后备隔离房间应选择人流不密集、通风良好、有独立厕所的房间。

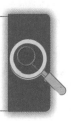

5. 养老机构出现发热、乏力、干咳及胸闷等疑似新型冠状病毒感染病人时，除做好日常防控措施外，还应采取哪些措施？

（1）立即联系医疗机构，协调病人立即戴上口罩就医。

（2）及时联系当地疾病预防控制中心请求指导，并协助开展相关调查处置工作。

（3）若确认病人感染了新型冠状病毒，养老机构要配合社区对密切接触者开展医学观察。

（4）暂停外来人员探访养老机构，直到所有密切接触者均解除医学观察，没有新病例发生。

（5）减少不必要的聚会、聚餐等群体性活动。建议不安排集中用餐，可以安排老人在各自房间用餐。

（6）养老院要在当地疾病预防控制机构的指导下，对餐厅、卧室、公共活动室等场所进行消毒。

十一、新型冠状病毒感染的肺炎密切接触者集中留观场所

1. 集中留观场所应该如何选择？

集中留观场所应选择距人口密集区较远（至少大于 500 m）

且相对独立的场所；应选择下风向、交通便利区域，场所及房间应通风良好；应有一定规模，满足辖区内密切接触者单间集中隔离的要求；不得在医疗机构设置集中隔离场所。

2. 集中留观场所如何分区？

集中留观场所内部根据需要进行分区，分为生活区、物资保障供应区和病区等，分区标识要明确。有保证集中隔离人员正常生活的基础设施，应具备通风条件，并能满足日常消毒措施的落实。

3. 集中留观场所工作人员包括哪些？有哪些职责？

留观场所工作人员应由医务人员、社区工作人员、志愿者、保安等组成，人员相对固定。医务人员由当地乡镇卫生院、社区卫生服务中心统一调配，原则上每个观察点按每50人配备1医（最好是全科医生或呼吸科医生）1护，负责对留观人员进行医学观察，健康宣教，登记相关信息并上报。社区工作人员和志愿者负责日常管理工作等。保安负责维持秩序和安保工作。

4. 集中留观场所应配置哪些设备和器材？

集中留观点应配备手持测温仪、水银体温计、听诊器、手消毒剂、环境消毒剂、个人防护用品等。

5. 单间隔离的要求是怎样的？

被隔离者单人单间隔离，房间内设卫生间，设保暖设施，不得使用中央空调，通风设施良好。被隔离者须佩戴医用外科口罩，服从观察点工作人员的管理，禁止离开房间和相互探访。原则上不得探视，若必须探视时，探视者必须严格按照规定做好个人防护。

6. 隔离医学观察期限为多久？

医学观察期限为自最后一次与病例、感染者发生无有效防护的接触后14天。医学观察期满时，如密切接触者无异常情况，应及时解除医学观察。由负责医学观察的医疗卫生机构出具书面健康证明。

7. 隔离医学观察期间应记录哪些内容？

　　每天早晚各测量1次体温，如手持测温仪显示发热，还应用水银体温计再次测量，详细记录密切接触者的健康状况，包括有无寒战、干咳、咳痰、鼻塞、流涕、咽痛、头痛、乏力、肌肉酸痛、关节酸痛、气促、呼吸困难、胸闷、结膜充血、恶心、呕吐、腹泻和腹痛等症状，对年老体弱者还应注意了解有无其他病症。填写密切接触者医学观察记录表，并给予必要的帮助和指导。工作人员每天汇总医学观察数据，按要求进行上报。

8. 密切接触者医学观察期间检测阴性可以解除隔离吗？

　　不行。确诊病例和感染者的密切接触者在医学观察期间若检测阴性，仍需持续至观察期满。疑似病例在排除后，其密切接触者可解除医学观察。

9. 医学观察期间，密切接触者一旦出现前述症状时如何处理？

应立即报告辖区内疾控中心或卫生健康行政部门，及时进行标本采集检测排查。一旦诊断为疑似或确诊病例，由专用车转运至定点医疗机构进行隔离治疗，并应对其密切接触的人员进行医学观察。

10. 密切接触者的呕吐物、排泄物应如何处理？

呕吐物、排泄物、分泌物可采用专门容器收集，用 84 消毒液（有效氯 5%）按污物与消毒液为 1∶5 的比例混合作用 2 小时后排下水道。如呕吐物、排泄物、分泌物等污染物直接污染地面，可用干毛巾直接覆盖污染物，用 1∶1 稀释的 84 消毒液浇透作用 30 分钟后包裹去除污染物，再用 1∶100 稀释的 84 消毒液擦拖被污染地面及其周围 2 m 范围，建议擦拭 2 遍。

11. 医学观察期间，被隔离者还应注意哪些事项？

被隔离者出隔离房间，需戴医用外科口罩；吃饭前、吃饭后、如厕后、进出隔离房间前后需洗手，或者手消毒（手部有明显污渍，先流动水洗手再进行手消毒）；咳嗽、打喷嚏时，需要佩戴医用口罩，或者用纸巾及弯曲的手肘掩护，咳嗽和打喷嚏后立即清洁双手。

12. 如何保证隔离观察场所的饮食饮水卫生？

隔离观察场所应保证隔离人员的饮食、饮水卫生。饮食采取集中配送、隔离间单独就餐方式。留观点应向隔离人员提供合格的矿泉水。

13. 集中留观场所污水如何处理？

污水在进入市政排水管网前，进行消毒处理，定期投放含氯消毒剂，消毒 1.5 小时后，总余氯量 10 mg/L。消毒后污水应当符合《医疗机构水污染物排放标准》（GB18466—2005）。

14. 集中留观场所粪便如何处理？

应当具有独立化粪池。如无独立化粪池，则用专门容器收集排泄物，消毒处理后再排放。

15. 集中留观场所如何通风？

隔离房间每天应尽量开窗通风，一般要求上、下午各1次，每次通风时间30分钟以上，可选择阳光充足的时段进行，保持房间内空气清新。公共区域（如厨房和卫生间）应保持持续通风（保持窗户持续开放）。

16. 隔离观察场所产生的废弃物如何处理？

隔离房间产生的废弃物，均按感染性废物放入双层黄色垃圾袋中，其他物品必须经过消毒后才能移出隔离区。

17. 实施医学观察的工作人员如何进行个人防护？

实施医学观察人员应进行一级防护（一次性工作帽、一次性外科口罩、工作服、护目镜、长袖橡胶手套、长筒胶鞋等）；发现有疑似病人时，进行处理人员须进行二级防护（一次性工作帽、一次性医用防护口罩、医用一次性防护服、护目镜、长袖橡胶手套、长筒胶鞋等）。

十二、社区发热病人集中留观场所

1. 社区发热病人集中留观场所如何选择？

参照密切接触者留观场所选择要求，同时满足发热留观场所最好与医疗机构较近，发热病人和密切接触者不能混合留置观察。

2. 发热病人集中留观场所管理人员如何配置？

留观场所要有乡镇、街道、社区政府安排的日常管理人员至少1名。医务人员由乡镇卫生院、社区卫生服务中心统一调配，原则上每个观察点按每50人配备1医（最好是全科医生或呼吸科医生）1护，能交接班，通过微信群等方式接受乡镇卫生院、社区卫生服务中心医学观察等指导。同时根据需要配备数名工作人员辅助完成相关工作。

3. 留观场所需配备哪些设备和器材？

手持测温仪或体温计、听诊器、手消毒剂、环境消毒剂、个人防护用品等。

4. 社区发热病人如何管理？

由社区网格搜索发现的发热病人，必须进行集中留观管理，辖区卫生健康行政部门及时安排对发热病人进行排查，可排除新型冠状病毒感染的，应及时解除集中留观，可居家正常治疗。对拒绝隔离观察或者隔离期未满擅自脱离隔离的，可以由公安机关协助采取强制隔离治疗措施。

5. 发热病人隔离观察期限是多久？

社区发热病人体温恢复正常后可解除留观，如病程进展需住院者应立即转定点医院。

6. 如何开展医学观察?

医学观察开始前,专业人员应口头或书面告知被观察对象采取医学观察的缘由、期限以及法律依据、内容和注意事项等,新型冠状病毒感染的肺炎其临床特点、传播途径、预防感染等信息,同时告知负责实施医学观察措施的医疗机构及其联系人和联系方式。

医学观察前由当地疾控机构、医疗机构开展新型冠状病毒感染肺炎的调查、检验、采集样本等防控措施。留观病人必须建立健康卡,每天早晚各测量1次体温,并记录发热接触者的健康状况。对年老体弱者还应注意了解有无其他病症。

医学观察期间,如果发热者出现病情加重的现象,应立即向当地乡镇卫生院或社区卫生服务中心报告,同时立即送定点医疗机构进行隔离治疗、采样和检测。

7. 实施发热病人医学观察的工作人员如何进行个人防护?

建议个人防护级别为二级防护,即穿戴工作服、一次性工

作帽、一次性手套、医用一次性防护服、医用防护口罩（N95
及以上）或动力送风过滤式呼吸器、防护面屏或护目镜、工作
鞋或胶靴、防水靴套等。

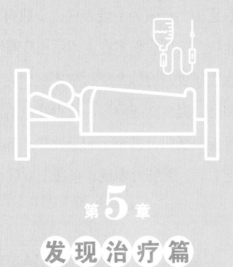

第 **5** 章

发现治疗篇

1. 感染了新型冠状病毒可能会出现哪些临床表现？

以发热、乏力、干咳为主要表现，少数病人伴有鼻塞、流涕、腹泻等症状。重型病例多在1周后出现呼吸困难，严重者快速进展为急性呼吸窘迫综合征、脓毒症休克、难以纠正的代谢性酸中毒和出、凝血功能障碍。值得注意的是重型、危重型病人病程中可为中低热，甚至无明显发热。部分病人仅表现为低热、轻微乏力等，无肺炎表现，多在1周后恢复。

2. 新型冠状病毒感染的肺炎病例预后如何？

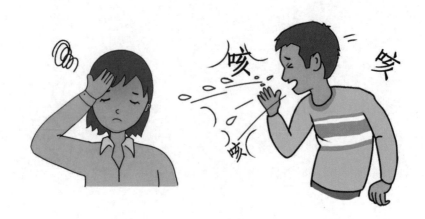

截至 2020 年 1 月底，多数病人预后良好，儿童病例症状相对较轻，少数病人病情危重。死亡病例多见于老年人和有慢性基础疾病者。

3. 如何判断自己感染了新型冠状病毒？

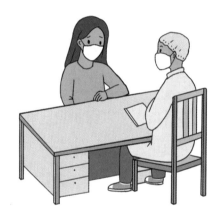

如出现发热、乏力、干咳表现，并不意味着已经被感染了。但如果出现发热（腋下体温 ≥ 37.3℃）、咳嗽、气促等急性呼吸道感染症状，且有武汉或其他有本地病例持续传播地区的旅行或居住史、发病前 14 天内曾接触过来自武汉或其他有本地病例持续传播地区的发热伴呼吸道症状的病人、有聚集性发病或与新型冠状病毒感染者有流行病学关联，应到当地指定医疗机构进行排查、诊治。

4.怀疑自己被感染新型冠状病毒该怎么办？需要马上去医院吗？

怀疑自己感染新型冠状病毒请及时就近去有发热门诊的综合性医院就诊。在前往就诊途中和就诊期间请注意咳嗽礼仪，咳嗽或打喷嚏时要用纸巾、袖口或者弯曲手肘掩盖口鼻；同时，请佩戴医用外科口罩。就医时，应如实详细讲述患病情况和就医过程，尤其是应告知医生近期的武汉旅行或居住史、肺炎病人或疑似病人的接触史、动物接触史等。特别应注意的是，诊疗过程中应全程佩戴外科口罩，以保护自己和他人。

在尚无社区传播的地区，如果14天内无疾病社区传播地区旅行居住史，但出现前述可疑症状，若症状轻微并且没有潜在的慢性疾病（如肺或心脏疾病、肾衰竭或免疫缺陷等可增加发生并发症风险的疾病），经咨询医生，家庭环境适宜（最好

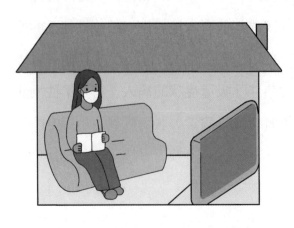

具备单间隔离条件且有适宜看护病人的家庭成员）时，可考虑先进行居家隔离，直至体温恢复正常3天以上，所有症状消失。

5. 哪些情况需要停止居家隔离并马上就医？

出现以下情况应该立即停止居家隔离并及时就医：

（1）出现呼吸困难（包括活动后加重的胸闷、憋气、气短）。

（2）出现意识问题（包括嗜睡、说胡话、分不清昼夜）。

（3）腹泻。

（4）发热，体温超过 39℃。

（5）其他家庭成员出现新型冠状病毒感染的可疑症状。

快要窒息了

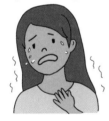

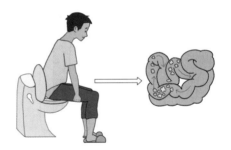

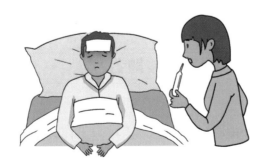

6.怀疑身边的人被感染新型冠状病毒该怎么办?

如果怀疑身边的人感染了新型冠状病毒,首先自己应佩戴口罩,避免与对方有近距离接触,建议对方佩戴好口罩,及时前往就近的定点救治医院发热门诊接受治疗,并对共同生活的环境和共同使用的物品进行消毒,并注意手卫生。

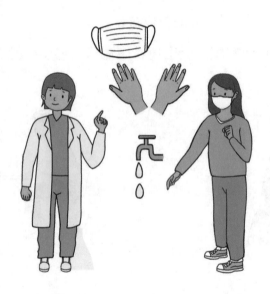

7.什么是密切接触者?

（1）与病例共同居住、学习、工作,或其他有密切接触的人员,如与病例近距离工作或共用同一教室或与病例在同一所房屋中生活。

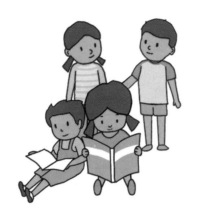

（2）诊疗、护理、探视病例的医护人员、家属或其他与病例有类似近距离接触的人员，如直接治疗及护理病例、到病例所在的密闭环境中探视病人或停留，病例同病室的其他病人及其陪护人员。

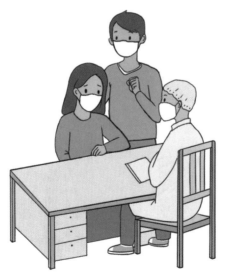

（3）与病例乘坐同一交通工具并有近距离接触人员，包

括在交通工具上照料护理过病人的人员；该病人的同行人员（家人、同事、朋友等）；经调查评估后发现有可能近距离接触病人的其他乘客和乘务人员。

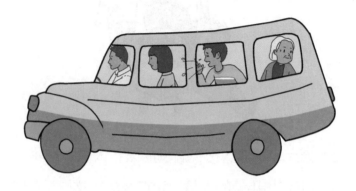

（4）现场调查人员调查后经评估认为符合条件的人员。

8. 被告知是密切接触者后该怎么办?

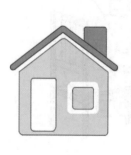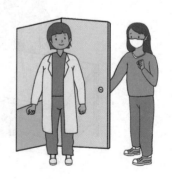

密切接触者应主动进行居家或集中医学观察，应相对独

立居住，尽可能减少与共同居住人员的接触，做好家庭的清洁与消毒工作，避免交叉感染。如必须外出，经医学观察管理人员批准后方可，并佩戴一次性外科口罩，避免去人群密集场所。

9. 为什么要对密切接触者医学观察 14 天？

基于截至 2020 年 1 月底的流行病学调查，新型冠状病毒的潜伏期一般为 3~7 天，最长不超过 14 天。

对密切接触者采取较为严格的医学观察等预防性公共卫生措施十分必要，这是一种对公众健康安全负责任的态度，也是国际社会通行的做法。参考其他冠状病毒所致疾病潜伏期、此次新型冠状病毒病例相关信息和当前防控实际，将密切接触者医学观察期定为 14 天，并对密切接触者进行居家医学观察。

10. 有药物或疫苗可以治疗新型冠状病毒感染的肺炎吗？

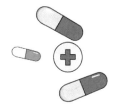

截至 2020 年 1 月底，还没有特效抗病毒药物，主要以对症、支持治疗为主。疫苗的制备

有个过程，中国疾控中心已成功分离病毒，正筛选种子毒株进行疫苗研发。

11. 有中医治疗新型冠状病毒感染的肺炎处方吗？

2020 年 1 月 27 日，国家卫生健康委员会和国家中医药管理局联合下发的《新型冠状病毒感染的肺炎诊疗方案（试行第四版）》中建议可以使用中医进行辨证论治。如感觉乏力伴胃肠不适，推荐服用藿香正气胶囊（丸、水、口服液）；如感觉乏力伴发热，可服用金花清感颗粒、连花清瘟胶囊（颗粒）、疏风解毒胶囊（颗粒）或防风通圣丸（颗粒）；如病程进展较快，建议及时前往定点医院进行诊治。

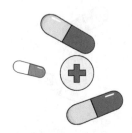

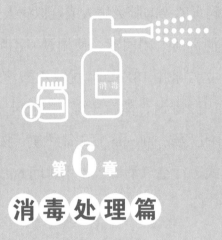

第**6**章

消毒处理篇

1. 怎样对室内空气进行消毒？

勤通风，每天室内通风换气不少于 2 次，每次不少于 30 分钟；如果通风不好的地方，可以进行机械通风；如果家里有新型冠状病毒感染的肺炎病人或疑似病人送医院后，应进行终末消毒。消毒前关闭门窗，使用过氧乙酸熏蒸器进行熏蒸消毒，按每立方米用 18%~20% 过氧乙酸溶液 5~6 mL 的用量 (1 g/m^3)，作用 2 小时，然后开窗开门通风。或用 0.5% 过氧乙酸或 3% 过氧化氢或 500 mg/L 二氧化氯，按 20 mL/m^3 采用气溶胶喷雾方式进行空气消毒，作用时间 60 分钟，然后开窗开门通风。

 ## 2. 居民日常佩戴后的口罩怎样消毒？

居民佩戴的口罩在没有接触新型冠状病毒感染的肺炎病人与疑似病人的情况下，不必要进行消毒处理，作为生活垃圾丢弃；对于存在发热、咳嗽、咳痰、打喷嚏等症状的人，或接触过此类人群的人，可使用5% 84 消毒液按照 1:99 配比进行消毒。

3. 日常手部卫生消毒如何做？

对于日常手消毒建议选择含醇类（75% 酒精）、含氯类（有效氯 370 mg/L）的快速手消毒剂，取适量（1~3 mL）的手消毒剂于掌心，均匀涂抹双手。按照七步洗手法进行揉搓至手部干燥。

4. 如何做好日常生活中餐（饮）具的消毒？

餐（饮）具应清洁，有怀疑污染时需要清洁后进行消毒，首选物理消毒方法，如红外线消毒柜高温消毒，或煮沸消毒 15~30 分钟，或蒸汽消毒；化学消毒可用 800~1000 mg/L 有效氯含氯消毒剂溶液浸泡 30 分钟后，再用清水洗净。

5. 高频接触的物体表面需要消毒吗？

应定期对门把手、台面、开关、热水壶把手、水龙头、坐便器等高频接触的物体表面进行清洁处理，可用含氯消毒剂（有效氯浓度 250~500 mg/L）进行预防性的擦拭消毒，作用时间 15~30 分钟；当有污染时，应进行消毒处理。首先选择使用 75% 酒精消毒液进行擦拭消毒，或用含氯消毒剂（有效氯浓度 800~1000 mg/L）擦拭消毒，作用 30 分钟，再用清水擦净。

6. 地面需要消毒吗？

日常只需要定期清洁地面，可用含氯消毒剂（有效氯浓度 250~500 mg/L）进行预防性的擦拭消毒，作用时间 15~30 分钟，当怀疑有污染时，应进行消毒处理。用含氯消毒剂（有效氯浓度 800~1000 mg/L）擦拭消毒，作用 30 分钟，再用清水擦净。

7. 手机（电话机）需要消毒吗？

手机等物品是造成细菌和病毒接触传播的重要途径，手在接触污染的手机表面后，再接触口腔、鼻腔、眼睛等黏膜部位，有可能造成感染。用 75% 酒精清洁和消毒经常触碰的物品及其表面，可以起到一定的预防作用。

8.钱（文件、书）等需要消毒吗？

没有受到污染时不需要消毒；如果被新型冠状病毒感染的肺炎病人污染时，需要进行消毒，数量不多时可用紫外线进行消毒，照射钱（文件、书）的正反面，如果数量多，可用环氧乙烷灭菌。

9. 家庭的空调需要消毒吗？

应定期清洗空调的过滤网，怀疑有污染时，对过滤网进行消毒，消毒方法可用有效氯含量为 1000 mg/L 的消毒溶液浸泡消毒或喷洒至湿润，作用 30 分钟。

10. 呕吐物、排泄物、分泌物怎样消毒？

新型冠状病毒感染的肺炎病人的呕吐物、排泄物、分泌物可采用加盖容器收集，加含氯消毒剂按终浓度有效氯10000 ~20000 mg/L 混合作用 2 小时后排下水道。如呕吐物、排泄物、分泌物等污染物直接污染地面，可用含 0.5% 过氧乙酸的应急处置包直接覆盖包裹污染物，作用 30 分钟，或用有效氯 1000~2000 mg/L 的含氯消毒剂的擦（拖）布擦（拖）拭可能接触到呕吐物的物体表面及其周围（消毒范围为呕吐物周围 2 m，建议擦拭 2 遍）。

11. 日常的织物需要消毒吗？

日常的织物如毛巾、衣物、被罩等应定期清洁，当怀疑有污染时需要进行消毒处理，用 800~1000 mg/L 的含氯消毒液浸泡 30 分钟，之后用水清洗干净。小件的织物也可煮沸 15 分钟进行消毒。

12. 家用汽车需要消毒吗？

应定期通风和清洁表面，如果运送了新型冠状病毒感染的肺炎病人或疑似病人密切接触者的车辆，应进行消毒处理。用含有效氯 800~1000 mg/L 的消毒液对表面进行擦拭消毒，用水清洗干净；空气用过氧乙酸消毒，18%~20% 过氧乙酸溶液按 5~6 mL/m^3（1 g/m^3）的用量，使用过氧乙酸熏蒸器进行熏蒸消毒，作用 2 小时，即可开门窗通风，或用 0.5% 过氧乙酸或 3% 过氧化氢或 500 mg/L 二氧化氯，按 20 mL/m³ 采用气溶胶喷雾方式进行空气消毒，作用时间 60 分钟，然后开窗开门通风。

13. 公共区域需要消毒吗?

每天须对高频接触的物体表面（门把手、开关、水龙头、电梯间、会议室等物体表面）进行清洁，可用含有效氯 250~500 mg/L 的消毒液进行预防性的擦拭消毒，作用时间 15~30 分钟；大厅、会议室、卫生间等人员聚集的地方，应进行自然通风，每天通风 2 次，上午、下午各 1 次，每次开窗开门保持空气对流，每次时间不少于 30 分钟；当怀疑有污染时应进行消毒处理，电梯间、大厅、会议室、卫生间等的消毒，每天 2 次。在无人和密闭环境中，按每立方米用 18%~20% 过氧乙酸溶液 5~6 mL 的用量 (1 g/m³)，使用过氧乙酸熏蒸器进行消毒，熏蒸 2 小时，即可开门窗通风；或采用 3% 的过氧化氢喷雾消毒方法，对电梯间内空气和表面进行消毒。使用剂量 20 mL/m³，空气作用时间 30~60 分钟，表面消毒 15~30 分钟。同时用 3% 的过氧化氢对电梯间开关进行擦拭消毒。

14. 消毒时怎样防护？

应按要求做好个人防护，穿工作衣、隔离服、胶鞋（或鞋套），戴 N95 口罩、帽子、防护眼镜、一次性乳胶手套等。

15. 怎么配制有效氯浓度 500 mg/L 的消毒液呢？

（1）5% 84 消毒液，按消毒液∶水为 1∶100 比例稀释。

（2）消毒粉：有效氯含量 12%~13%，20g／包，1 包消毒粉加 4.8 L 水。

（3）含氯泡腾片：有效氯含量 480~580 mg／片，含氯泡腾片 1 片溶于 1 L 水中。

16. 75% 酒精消毒液怎么使用？

1. 用于手消毒，取 2 mL 75% 酒精消毒液，均匀涂于双手的每个部位，然后揉搓消毒至干。

2. 用于皮肤消毒，用无菌棉签浸润 75% 酒精消毒液，然后将棉签在需要消毒的皮肤上擦拭消毒。

3. 用于物体表面消毒,小型物体表面如开关、门把手等用无菌棉签或无纺布浸润 75% 酒精消毒液进行擦拭消毒,如果比较大的物体表面,可进行喷雾消毒,将 75% 酒精消毒液置喷雾器内,对需要消毒的表面进行喷洒消毒或喷雾消毒。

17. 空气净化器能当消毒器用吗？

空气净化器只能通过过滤吸附等方式去除空气中颗粒物或气态污染物,通过减少这些污染物的浓度也能除去一部分细菌,但是没有消毒作用。

18. 怎样进行家庭"预防性消毒"？

(1)加强开窗通风。居室保持清洁,房间应每天开窗通风,上、下午各 1 次,每次通风时间 30 分钟以上。房间应每天至少进行一次湿式清扫,去除污垢灰尘。

(2)对高频接触的物体表面消毒,如门把手、桌椅、玩具等应进行清洁处理,必要时进行消毒处理,可用

250~500 mg/L 含氯消毒液擦拭消毒，作用 15~30 分钟，用水洗干净；至少每周消毒 1~2 次；卫生间地面、墙面可用 500 mg/L 含氯消毒液拖地或擦拭消毒，作用 15~30 分钟。洗手池、便池等每天清洗，每周消毒 1~2 次。

（3）尽量避免密切接触家禽和野生动物。家用餐具可以煮沸或高温消毒 15 分钟。

19. 学校怎样对空气进行消毒？

（1）通风换气是清除室内空气污染物、改善室内微环境和空气质量的重要措施，是简单、有效的室内空气消毒方法。通风条件不良的建筑，应采用机械通风换气。

（2）使用空调的房间，每月至少清洗一次空调过滤网和过滤器，也可定期用有效氯 500 mg/L 的含氯消毒液擦拭防尘网表面。

（3）没有人时，可采用紫外灯照射（按 1.5 W/m³ 安装紫外线灯、每次照射时间 ≥ 30 分钟）。

（4）没有人时，可用 0.5% 过氧乙酸溶液（20 mL/m³）进行超低容量喷雾对室内进行空气消毒，密闭门窗后，作用 30 分钟，开门窗通风换气。注意彻底通风换气，室内无异味后才能让学生进入教室。